中华传统医药经典古籍

难经

【战国】秦越人 撰

艾军 王志威 点校

广西科学技术出版社

图书在版编目（CIP）数据

难经/（战国）秦越人撰. 一南宁：广西科学技术出版社，2015.9（2024.4重印）
（中华传统医药经典古籍）
ISBN 978-7-5551-0378-3

Ⅰ.①难…　Ⅱ.①秦…　Ⅲ.①《难经》　Ⅳ.①R221.9

中国版本图书馆CIP数据核字（2015）第038766号

难经
NAN JING

作　　者：［战国］秦越人　撰
点　　校：艾　军　王志威
责任编辑：赖铭洪　　　　封面设计：林红娟
责任校对：朱杰墨子　　　版式设计：翁襄媛
责任印制：韦文印

出 版 人：韦鸿学　　　　出版发行：广西科学技术出版社
社　　址：广西南宁市东葛路66号　　邮政编码：530023
网　　址：http://www.gxkjs.com　　编 辑 部：0771-5864716

经　　销：全国各地新华书店
印　　刷：北京兰星球彩色印刷有限公司
开　　本：890mm × 1240mm　　1/32
字　　数：17千字　　　　印　　张：1.5
版　　次：2015年9月第1版
印　　次：2024年4月第2次印刷
书　　号：ISBN 978-7-5551-0378-3
定　　价：45.00元

内容提要

《难经》原名《黄帝八十一难经》，又称《八十一难》《八十一问》，是中医经典著作之一。一般认为系秦越人所撰，成书约在《内经》之后、《伤寒论》之前。现在的通行本是经过唐代杨玄操编次后流传至今。

全书八十一难，分别讨论八十一个问题。其中，一至二十二难讨论脉学，二十三至二十九难讨论经络，三十至四十七难讨论脏腑，四十八至六十一难讨论疾病，六十二至六十八讨论腧穴，六十九至八十一难讨论针法。

本书理论独到，论述精要，在脉法、命门、原气、治则、腧穴、奇经八脉等方面尤多创见，与《内经》同为中医学术体系的奠基之作，对中医学的形成和发展产生深远的影响，具有极高的学术研究和临床应用价值，是中医学习、研究和临床必读之书。

温馨提示：中医药文化是中国传统文化的重要组成部分，数千年来，它为中华文明的发展做出了重要的贡献。通过阅读研究中医经典古籍，可以让我们了解古人是如何看病、用药的。中医经典古籍中的很多治疗经验值得挖掘。同时，由于时代限制和个人局限，这些中医经典古籍中介绍的部分药方的有效性和安全性有待研究，特别是有些中药中含有重金属等物质将会对人体造成伤害。因此，本书的内容不作为疾病防治指南，在具体疾病防治过程中，读者务必咨询专业医生。

点校说明

《难经》现存主要版本有日本庆安五年(1652)武村市兵卫刊本、日本文化元年(1804)濯缨堂刊本、日本文久三年(1863)林衡辑《佚存丛书》本、南宋咸淳五年(1269)李駉《难经句解》（又名《新刊晞范句解八十一难》）本、明万历十八年（1590）蓝印本、明万历二十九年（1601）吴勉学《古今医统正脉全书》本、明刻《医药集览丛书》本、日本宽永四年(1627) 熊宗立《勿听子俗解八十一难经》复刊本、1956年人民卫生出版社影印本、1984年人民卫生出版社铅印本和1991年人民卫生出版社《难经校注》排印本等。

本次点校整理的原则和方法如下：

一、版本选择。以林衡辑《佚存丛书》本（人民卫生出版1956年社影印出版）为底本（简称“原本”），以商务印书馆1956年《古今医统正脉全书》排印本为主校本（简称“医统本”），以人民卫生出版社1991年出版的凌耀星主编《难经校注》为参校本（简称“人卫本”）。

二、校勘方法。力求保存古籍原貌，以对校为主，佐以本校、他校和理校。

1.底本与校本文字不同，若底本正确而校本有误，保留底本原貌，不出校记；若两者文字不同，可两存其义者，或疑底本有误者，原文不动，出校记说明；若底本有错、脱、衍、倒或底本文义劣于校本者，据校本改、补、删、移，并出校记。

2.底本中的繁体字、异体字径改为通行简体字；对明显的错别字，均据文义径改；涉及中医药名词术语等不规范字，均按现行教科书规范用法径改。以上改动均不再出校记。

3.凡底本引用他书文献，不悖医理、文义者，均不予校勘。

4.底本为繁体竖排本，现改为简体横排本。

5.对中医学中的特殊用字，若用简化字可能引起误解时，如“藏”、“瘀”、“癥”等，仍保留底本原貌不予改动。

三、断句标点。根据文理与医理，对底本原文进行标点，使用现代通行的标点符号，以逗号、句号为主。凡泛指者，如“经云”之类，均不标书名号；凡引用文字，只在其前标冒号，不标引号。

四、体例目录。原书目录与正文内容或正文前后体例不一致时，据其体例文理或校本相关内容互相校正、统一调整，一般不出校记。

由于学养有限，错误难免，敬请指正。

点校者

2015年4月

《难经集注》杨玄操序

《黄帝八十一难经》者，斯乃勃海秦越人之所作也。越人受桑君之秘术，遂洞明医道，至能彻视藏府，刳肠剔心，以其与轩辕时扁鹊相类，乃号之为扁鹊；又家于卢国，因命之曰卢医。世或以卢扁为二人者，斯实谬矣。

按黄帝有《内经》二帙，帙各九卷，而其义幽赜，殆难究览。越人乃采摘英华，抄撮精要，二部经内，凡八十一章，勒成卷轴，伸演其道，探微索隐，传示后昆，名为《八十一难》，以其理趣深远，非卒易了故也。既弘畅圣言，故首称《黄帝》。斯乃医经之心髓，救疾之枢机，所谓脱牙角于象犀，收羽毛于翡翠者矣。

逮于吴太医令吕广为之注解，亦会合玄宗，足可垂训。而所释未半，馀皆见阙。

余性好医方，问道无倦。斯经章句，特承师授，既而耽研无斁，十载于兹。虽未达其本源，盖亦举其纲目。此教所兴，多历年代，非唯文句舛错，抑亦事绪参差。后人传览，良难领会。今辄条贯编次，使类例相从，凡为一十三篇，仍旧八十一首。吕氏未解，今并注释；吕氏注不尽，因亦伸之，并别为音义，以彰厥旨。昔皇甫玄晏总三部为《甲乙》之科；近世华阳陶贞白广《肘后》为百一之制，皆所以留情极虑，济育群生者矣。余今所演，盖亦远慕高仁，迩遵圣德，但恨庸识有量，圣旨无涯，绠促汲深，玄致难尽。

前歙州歙县尉杨玄操序

目录 Contents

一 难

一难曰：十二经皆有动脉，独取寸口，以决五藏六府死生吉凶之法，何谓也？

然，寸口者，脉之大会，手太阴之脉动也。人一呼脉行三寸，一吸脉行三寸，呼吸定息，脉行六寸。人一日一夜凡一万三千五百息，脉行五十度周于身，漏水下百刻，荣卫行阳二十五度，行阴亦二十五度，为一周也，故五十度复会于手太阴寸口者，五藏六府之所终始，故法取于寸口也。

二 难

二难曰：脉有尺寸，何谓也？

然，尺寸者，脉之大要会也。从关至尺是尺内，阴之所治也。从关至鱼际是寸内，阳之所治也。故分寸为尺，分尺为寸。故阴得尺内一寸，阳得寸内九分，尺寸终始，一寸九分，故曰尺寸也。

三 难

三难曰：脉有太过，有不及，有阴阳相乘，有覆有溢，有关有格，何谓也？

然，关之前者，阳之动也，脉当见九分而浮。过者，法曰太过；减者，法曰不及。遂上鱼为溢，为外关内格，此阴乘之脉也。关以后者，阴之动也，脉当见一寸而沉。过者，法曰太过；减者，法曰不及。遂入尺为覆，为内关外格，此阳乘之脉也。故曰覆溢，是其真藏之脉，人不病而死也。

四 难

四难曰：脉有阴阳之法，何谓也？

然，呼出心与肺，吸入肾与肝，呼吸之间，脾受谷味也，其脉在中。

浮者阳也，沉者阴也，故曰阴阳也。心肺俱浮，何以别之？

然，浮而大散者，心也；浮而短涩者，肺也。

肾肝俱沉，何以别之？

然，牢而长者，肝也；按之濡，举指来实者，肾也。脾者中州，故其脉在中。是阴阳之法也。

脉有一阴一阳，一阴二阳，一阴三阳；有一阳一阴，一阳二阴，一阳三阴。如此之言，寸口有六脉俱动邪？

然，此言者，非有六脉俱动也，谓浮、沉、长、短、滑、涩也。浮者阳也，滑者阳也，长者阳也；沉者阴也，短者阴也，涩者阴也。所谓一阴一阳者，谓脉来沉而滑也；一阴二阳者，谓脉来沉滑而长也；一阴三阳者，谓脉来浮[1]滑而长，时一沉也。所言[2]一阳一阴者，谓脉来浮而涩也；一阳二阴者，谓脉来长而沉涩也；一阳三阴者，谓脉来沉涩而短，时一浮也。各以其经所在名病逆顺也。

五 难

五难曰：脉有轻重，何谓也？

然，初持脉如三菽[3]之重，与皮毛相得者，肺部也。如六菽

[1]浮：原作“沉”，据医统本改。

[2]言：医统本作“谓”。

[3]菽：原作“叔”，据医统本改。

之重，与血脉相得者，心部也。如九菽之重，与肌肉相得者，脾部也。如十二菽之重，与筋平者，肝部也。按之至骨，举指来疾者，肾部也。故曰轻重也。

六 难

六难曰：脉有阴盛阳虚，阳盛阴虚，何谓也？

然，浮之损小，沉之实大，故曰阴盛阳虚。沉之损小，浮之实大，故曰阳盛阴虚。是阴阳虚实之[1]意也。

七 难

七难曰：经言少阳之至，乍小乍大，乍短乍长；阳明之至，浮大而短；太阳之至，洪大而长；少阴之至，紧大而长；少阴之至，紧细而微；厥阴之至，沉短而敦。此六者，是平脉邪？将病脉邪？

然，皆王脉也。

其气以何月各王几日？

然，冬至之后，得甲子少阳王，复得甲子阳明王，复得甲子太阳王，复得甲子太阴王，复得甲子少阴王，复得甲子厥阴王。王各六十日，六六三百六十日，以成一岁。此三阳三阴之王时日大要也。

八 难

八难曰：寸口脉平而死者，何谓也？

然，诸十二经脉者，皆系于生气之原。所谓生气之原者，谓

---

[1]之：原缺，据医统本补。

十二经之根本也，谓肾间动气也。此五藏六府之本，十二经脉之根，呼吸之门，三焦之原，一名守邪之神。故气者，人之根本也。根绝则茎叶枯矣。寸口脉平而死者，生气独绝于内也。

九 难

九难曰：何以别知藏府之病耶？

然，数者府也，迟者藏也。数则为热，迟则为寒。诸阳为热，诸阴为寒。故以别知藏府之病也。

十 难

十难曰：一脉为十变者，何谓也？

然，五邪刚柔相逢之意也。假令心脉急甚者，肝邪干心也；心脉微急者，胆邪干小肠也。心脉大甚者，心邪自干心也；心脉微大者，小肠邪自干小肠也。心脉缓甚者，脾邪干心也；心脉微缓者，胃邪干小肠也。心脉涩甚者，肺邪干心也；心脉微涩者，大肠邪干小肠也。心脉沉甚者，肾邪干心也；心脉微沉者，膀胱邪干小肠也。五藏各有刚柔邪，故令一脉辄变为十也。

十 一 难

十一难曰：经言脉不满五十动而一止，一藏无气者，何藏也？

然，人吸者随阴入，呼者因阳出。今吸不能至肾，至肝而还，故知一藏无气者，肾气先尽也。

十 二 难

十二难曰：经言五藏脉已绝于内，用针者反实其外，五藏脉已绝于外，用针者反实其内。内外之绝，何以别之？

然，五藏脉已绝于内者，肾肝气已绝于内也，而医反补其心肺。五藏脉已绝于外者，其心肺气已绝于外也，而医反补其肾肝。阳绝补阴，阴绝补阳，是谓实实虚虚，损不足益有余。如此死者，医杀之耳。

十 三 难

十三难曰：经言见其色而不得其脉，反得相胜之脉者，即死；得相生之脉者，病即自已。色之与脉，当参相应，为之奈何？

然，五藏有五色，皆见于面，亦当与寸口、尺内相应。假令色青，其脉当弦而急；色赤，其脉浮大而散；色黄，其脉中缓而大；色白，其脉浮涩而短；色黑，其脉沉涩[1]而滑。此所谓五色之与脉，当参相应也。

脉数，尺之皮肤亦数；脉急，尺之皮肤亦急；脉缓，尺之皮肤亦缓；脉涩，尺之皮肤亦涩；脉滑，尺之皮肤亦滑。

五藏各有声色臭味，当与寸口、尺内相应。其不应者，病也。假令色青，其脉浮涩而短，若大而缓，为相胜；浮大而散，若小而滑，为相生也。

经言知一为下工，知二为中工，知三为上工，上工者十全九，中工者十全八[2]，下工者十全六，此之谓也。

十 四 难

十四难曰：脉有损至，何谓也？

---

[1]涩：医统本作“濡”。

[2]八：医统本作“七”。

然，至之脉，一呼再至曰平，三至曰离经，四至曰夺精，五至曰死，六至曰命绝，此至[1]之脉。何谓损？一呼一至曰离经，再呼一至曰夺精，三呼一至曰死，四呼一至曰命绝，此谓损之脉也。至脉从下上，损脉从上下也。

损脉之为病奈何？

然，一损损于皮毛，皮聚而毛落；二损损于血脉，血脉虚少，不能荣于五藏六府也[2]；三损损于肌肉，肌肉消瘦，饮食不为肌肤；四损损于筋，筋缓不能自收持；五损损于骨，骨痿不能起于床。反此者，至于收病也[3]。从上下者，骨痿不能起于床者死；从下上者，皮聚而毛落者死。

治损之法奈何？

然，损其肺者，益其气；损其心者，调其荣卫；损其脾者，调其饮食，适[4]寒温；损其肝者，缓其中；损其肾者，益其精。此治损之法也。

脉有一呼再至，一吸再至；有一呼三至，一吸三至；有一呼四至，一吸四至；有一呼五至，一吸五至；有一呼六至，一吸六至；有一呼一至，一吸一至：有再呼一至，再吸一至；有呼吸再至。脉来如此，何以别知其病也？

然，脉来一呼再至，一吸再至，不大不小曰平。一呼三至，一吸三至，为适得病，前大后小，即头痛、目眩；前小后大，即胸满短气。一呼四至，一吸四至，病欲甚，脉洪大者，苦烦满；沉细者，腹[5]中痛；滑者伤热；涩者中雾露。一呼五至，一吸五

[1]至：原作“死”，据医统本改。

[2]也：医统本无此字。

[3]至于收病也：医统本同。据文义当为“至脉之病也”。

[4]适：医统本作“适其”。

[5]腹：原作“胸”，据医统本改。

至，其人当困，沉细夜加，浮大昼加，不大不小，虽困可治，其有大小者，为难治。一呼六至，一吸六至，为死脉也，沉细夜死，浮大昼死。一呼一至，一吸一至，名曰损，人虽能行，犹当着床。所以然者，血气皆不足故也。再呼一至，再吸一至，名曰无魂，无魂者当死也，人虽能行，名曰行尸。

上部有脉，下部无脉，其人当吐，不吐者死。上部无脉，下部有脉，虽困无能为害。所以然者，譬如人之有尺，树之有根，枝叶虽枯槁，根本将自生，脉有根本，人有元气，故知不死。

十五难

十五难曰：经言春脉弦，夏脉钩，秋脉毛，冬脉石，是王脉耶？将病脉也？

然，弦、钩、毛、石者，四时之脉也。

春脉弦者，肝东方木也，万物始生，未有枝叶。故其脉之来，濡弱而长，故曰弦。

夏脉钩者，心南方火也，万物之所盛[1]，垂枝布叶，皆下曲如钩。故其脉之来疾去迟，故曰钩。

秋脉毛者，肺西方金也，万物之所终，草木华叶，皆秋而落，其枝独在，若毫毛也。故其脉之来，轻虚以浮，故曰毛。

冬脉石者，肾北方水也，万物之所藏也，盛冬之时，水凝如石，故其脉之来，沉濡而滑，故曰石。

此四时之脉也。

如有变奈何？

然，春脉弦，反者为病。

---

[1]盛：医统本作“茂”。

何谓反？

然，其气来实强，是为太过，病在外；气来虚微，是谓不及，病在内。气来厌厌聂聂，如循榆叶曰平；益实而滑，如循长竿曰病；急而劲益强，如新张弓弦曰死。春脉微弦曰平，弦多胃气少曰病，但弦无胃气曰死，春以胃气为本。

夏脉钩，反者为病，何谓反？

然，其气来实强，是谓太过，病在外；气来虚微，是谓不及，病在内。其脉来累累如环，如循琅玕曰平；来而益数，如鸡举足者曰病；前曲后居，如操带钩曰死。夏脉微钩曰平，钩多胃气少曰病，但钩无胃气曰死，夏以胃气为本。

秋脉微[1]毛，反者为病，何谓反？

然，其气来实强，是谓太过，病在外；气来虚微，是谓不及，病在内。其脉来蔼蔼如车盖，按之益大曰平；不上不下，如循鸡羽曰病；按之消索，如风吹毛曰死。秋脉微毛曰平，毛多胃气少曰病，但毛无胃气曰死，秋以胃气为本。

冬脉石，反者为病，何谓反？

然，其气来实强，是谓太过，病在外；气来虚微，是谓不及，病在内。脉来上大下兑，濡滑如雀之喙曰平；啄啄连属，其中微曲曰病；来如解索，去如弹石曰死。冬脉微石曰平，石多胃气少曰病，但石无胃气曰死，冬以胃气为本。

胃者，水谷之海也[2]，主禀四时故[3]皆以胃气为本。是谓四时之变病，死生之要会也。

---

[1]微：医统本无此字。

[2]也：医统本无此字。

[3]故：医统本无此字。

脾者，中州也，其平和不可得见，衰乃见耳。来如雀之啄[1]，如水之下漏，是脾之衰见也。

十 六 难

十六难曰：脉有三部九候，有阴阳，有轻重，有六十首，一脉变为四时。离圣久远，各自是其法，何以别之？

然，是其病有内外证。

其病为之奈何？

然，假令得肝脉，其外证：善洁，面青，善怒；其内证：脐左有动气，按之牢若痛；其病：四肢满闭，癃[2]溲便难，转筋。有是者肝也，无是者非也。

假令得心脉，其外证：面赤、口干，喜笑；其内证：脐上有动气，按之牢若痛；其病：烦心、心痛，掌中热而啘。有是者心也，无是者非也。

假令得脾脉，其外证：面黄，善噫，善思，善味；其内证：当脐有动气，按之牢若痛；其病：腹胀满，食不消，体重，节痛，怠惰，嗜卧，四肢不收。有是者脾也，无是者非也。

假令得肺脉，其外证：面白，善嚏，悲愁不乐，欲哭；其内证：脐右有动气，按之牢若痛；其病：喘咳，洒淅寒热。有是者肺也，无是者非也。

假令得肾脉，其外证：面黑，喜[3]恐欠[4]；其内证：脐下有动气，按之牢若痛；其病：逆气，小腹急痛，泄如下重，足胫寒而

---

[1]啄：原本无，据医统本补。

[2]癃：医统本作“淋”。

[3]喜：医统本作“善”。

[4]欠：此前疑脱“喜”字。

逆。有是者肾也，无是者非也。

十七难

十七难曰：经言病或有死，或有不治自愈，或连年月不已。其死生存亡，可切脉而知之耶？

然，可尽知也。诊病若闭目不欲见人者，脉当得肝脉强急而长，而反得肺脉浮短而涩者，死也。

病若开目而渴，心下牢者，脉当得紧实而数，反得沉濡[1]而微者，死也。

病若吐血，复鼽衄血者，脉当沉细，而反浮大而牢者，死也。

病若谵言妄语，身当有热，脉当洪大，而反手足厥逆，脉沉细而微者，死也。

病若大腹而泄者，脉当微细而涩，反紧大而滑者，死也。

十八难

十八难曰：脉有三部，部有四经，手有太阴、阳明，足有太阳、少阴，为上下部，何谓也？

然，手太阴、阳明金也，足少阴、太阳水也，金生水，水流下行而不能上，故在下部也。足厥阴、少阳木也，生手太阳、少阴火，火炎上行而不能下，故为上部。手心主少阳火，生足太阴、阳明土，土主中宫，故在中部也。此皆五行子母更相生养者也。

脉有三部九侯，各何主之？

---

[1]濡：医统本作“涩”。

然，三部者，寸关尺也。九侯者，浮中沉也。上部法天，主胸以上至头之有疾也；中部法人，主膈以下至脐之有疾也；下部法地，主脐以下至足之有疾也。审而刺之者也。

人病有沉滞久积聚，可切脉而知之耶？

然，诊在右胁有积气，得肺脉结，脉结甚则积甚，结微则气微。

诊不得肺脉，而右胁有积气者，何也？

然，肺脉虽不见，右手当沉伏。

其外痼疾同法耶？将异也？

然，结者，脉来去时一止，无常数，名曰结也。伏者，脉行筋下也。浮者，脉在肉上行也。左右表里，法皆如此。假令脉结伏者，内无积聚；脉浮结者，外无痼疾；有积聚，脉不结伏；有痼疾，脉不浮结。为脉不应病，病不应脉，是为死病也。

十 九 难

十九难曰：经言脉有逆顺，男女有常[1]。而反者，何谓也？

然，男子生于寅，寅为木，阳也；女子生于申，申为金，阴也。故男脉在关上，女脉在关下。是以男子尺脉恒弱，女子尺脉恒盛，是其常也。反者，男得女脉，女得男脉也。

其为病何如？

然，男得女脉为不足，病在内。左得之，病在左。右得之，病在右，随脉言之也。女得男脉为太过，病在四肢，左得之，病在左；右得之，病在右，随脉言之，此之渭也。

---

[1]常：医统本作“恒”。

二十难

二十难曰：经言脉有伏匿，伏匿于何藏而言伏匿耶？

然，谓阴阳更相乘，更相伏也。脉居阴部，而反阳脉见者，为阳乘阴也。脉虽，时沉涩而短，此谓阳中伏阴也。脉居阳部，而反阴脉见者，为阴乘阳也。脉虽，时浮滑而长，此谓阴中伏阳也。

重阳者狂，重阴者癫，脱阳者见鬼，脱阴者目盲。

二十一难

二十一难曰：经言人形病，脉不病，曰生；脉病，形不病，曰死。何谓也？

然，人形病，脉不病，非有不病者也，谓息数不应脉数也。此大法。

二十二难

二十二难曰：经言脉有是动，有所生病。一脉辄[1]变为二病者，何也？

然，经言是动者，气也；所生病者，血也。邪在气，气为是动；邪在血，血为所生病。气主呴之，血主濡之。气留而不行者，为气先病也；血壅而不濡者，为血后病也。故先为是动，后所生病[2]也。

二十三难

二十三难曰：手足三阴三阳脉之度数，可晓以不？

然，手三阳之脉，从手至头，长五尺，五六合三丈。手三阴

---

[1]辄：医统本无此字。

[2]病：医统本无此字。

之脉，从手至胸中，长三尺五寸，三六一丈八尺，五六三尺，合二丈一尺。足三阳之脉，从足至头，长八尺，六八四丈八尺。足三阴之脉，从足至胸，长六尺五寸，六六三丈六尺，五六三尺，合三丈九尺。人两足跷脉，从足至目，长七尺五寸，二七一丈四尺，二五一尺，合一丈五尺。督脉、任脉各长四尺五寸，二四八尺，二五一尺，合九尺。凡脉长一十六丈二尺。此所谓十二经脉长短之数也。

经脉十二，络脉十五，何始何穷也。

然，经脉者，行血气，通阴阳，以荣于身者也。其始从中焦，注手太阴、阳明；阳明注足阳明、太阴；太阴注手少阴、太阳；太阳注足太阳、少阴；少阴注手心主少阳；少阳注足少阳、厥阴；厥阴复还注手太阴。别络十五，皆因其原，如环无端，转相溉灌，朝于寸口、人迎，以处百病，而决死生也。

经曰：明知终始，阴阳定矣。何谓也?

然，终始者，脉之纪也。寸口、人迎，阴阳之气，通于朝，使如环无端，故曰始也。终者，三阴三阳之脉绝，绝则死。死各有形，故曰终也。

二 十 四 难

二十四难曰：手足三阴三阳气已绝，何以为候?可知其吉凶不?

然，足少阴气绝，则骨枯。少阴者，冬脉也，伏行而温于骨髓。故骨髓不温，即肉不着骨，骨肉不相亲，即肉濡而却，肉濡而却，故齿长而枯。发无润泽，无润泽者，骨先死。戊日笃，已日死。

足太阴气绝，则脉不荣其口唇。口唇者，肌肉之本也。脉不荣，则肌肉不滑泽，肌肉不滑泽，则肉满，肉满则唇反，唇反则肉先死。甲日笃，乙日死。

足厥阴气绝，即筋缩引卵与舌卷。厥阴者，肝脉也。肝者，筋之合也。筋者，聚于阴器而络于舌本。故脉不荣，则筋缩急，即引卵与舌，故舌卷卵缩，此筋先死。庚日笃，辛日死[1]。

手太阴气绝，即皮毛焦。太阴者，肺也，行气温于皮毛者也。气弗荣，则皮毛焦，皮毛焦则津液去，津液去则皮节伤，皮节伤则皮枯毛折，毛折者则毛先死。丙日笃，丁日死。

手少阴气绝，则脉不通，脉不通则血不流；血不流则色泽去，故面黑如梨，此血先死。壬日笃，癸日死。

三阴气俱绝者，则目眩转，目瞑；目瞑者为失志，失志者则志先死，死即目瞑也。

六阳气俱绝者，则阴与阳相离。阴阳相离则腠理泄，绝汗乃出，大如贯珠，转出不流，即气先死。旦占夕死，夕占旦死。

二十五难

二十五难曰：有十二经，五藏六府十一耳，其一经者，何等经也?

然，一经者，手少阴与心主别脉也，心主与三焦为表里，俱有名而无形，故言经有十二也。

二十六难

二十六难曰：经有十二，络有十五，余三络者，是何等络也?

[1]辛日死：原本此后有“筋缩急”3字，据医统本删。

然，有阳络，有阴络，有脾之大络。阳络者，阳跷之络也；阴络者，阴跷之络也。故络有十五焉。

二 十 七 难

二十七难曰：脉有奇经八脉者，不拘[1]于十二经。何谓[2]也？

然，有阳维，有阴维，有阳跷，有阴跷，有冲，有督，有任，有带之脉，凡此八脉者，皆不拘于经，故曰奇经八脉也。

经有十二，络有十五，凡二十七气，相随上下，何独不拘于经也？

然，圣人图设沟渠，通利水道，以备不然，天雨降下，沟渠溢满，当此之时，滂霈妄行，圣人不能复图也。此络脉满溢，诸经不能复拘也。

二 十 八 难

二十八难曰：其奇经八脉者，既不拘于十二经，皆何起何继也？

然，督脉者，起于下极之俞，并于脊里，上至风府，入属于脑。任脉者，起于中极之下，以上毛际，循腹里，上关元，至咽喉。冲脉者，起于气冲，并足阳明之经，夹脐上行，至胸中而散也。带脉者，起于季胁，回身一周。阳跷脉者，起于跟中，循外踝，上行入风池。阴跷脉者，亦起于跟中，循内踝，上行至咽喉，交贯冲脉。阳维、阴维者，维络于身，溢畜不能环流灌溉诸经者也。故阳维起于诸阳会也，阴维起于诸阴交也。比于圣人图

---

[1]拘：原作“拘”，据医统本改。

[2]谓：医统本作“谓”字。

设沟渠，沟渠满溢，流于深湖，故圣人不能拘通也。而人脉隆盛，入于八脉而不环周，故十二经亦不能拘之。其受邪气，畜则肿热，砭射之也。

二十九难

二十九难曰：奇经之为病何如？

然，阳维维于阳，阴维维于阴，阴阳不能自相维，则怅然失志，溶溶不能自收持。阳维为病苦寒热，阴维为病苦心痛。[1]阴跷为病，阳缓而阴急。阳跷为病，阴缓而阳急。冲之为病，逆气而里急。督之为病，脊强而厥。任之为病，其内苦结，男子为七疝，女子为瘕聚。带之为病，腹满，腰溶溶若坐水中。此奇经八[2]脉之为病也。

三十难

三十难曰：荣气之行，常与卫气相随不？

然，经言人受气于谷，谷入于胃，乃传与五藏六府，五藏六府皆受于气，其清者为荣，浊者为卫。荣行脉中，卫行脉外，荣周不息，五十而复大会，阴阳相贯，如环之无端，故知荣卫相随也。

三十一难

三十一难曰：三焦者何禀，何生？何始，何终？其治常在何

---

[1]阳维为病苦寒热，阴维为病苦心痛：此14字原在下文“此奇经八脉之为病也”之前。据医统本及文义移。

[2]八：原作“入”，据医统本改。

许？可晓以不？

然，三焦者，水谷之道路，气之所终始也。上焦者，在心下，下膈，在胃上口，主内而不出。其治在膻中，玉堂下一寸六分，直两乳间陷者是。中焦者，在胃中脘，不上不下，主腐熟水谷。其治在[1]脐傍。下焦者，在脐下，当膀胱上口，主分别清浊，主出而不内，以传导也，其治在脐下一寸。故名曰三焦。其府在气街。一本曰卫。

三 十 二 难

三十二难曰：五藏俱等，而心肺独在膈上者，何也？

然，心者血，肺者气。血为荣，气为卫，相随上下，谓之荣卫，通行经络，营周于外，故令心肺在膈上也。

三 十 三 难

三十三难曰：肝青象木，肺白象金。肝得水而沉，木得水而浮；肺得水而浮，金得水而沉。其意何也？

然，肝者，非为纯木也。乙角也，庚之柔。大言阴与阳，小言夫与妇。释其微阳，而吸其微阴之气，其意乐金，又行阴道多，故令肝得水而沉也。肺者，非为纯金也。辛商也，丙之柔。大言阴与阳，小言夫与妇。释其微阴，婚而就火，其意乐火，又行阳道多，故令肺得水而浮也。肺熟而复沉，肝熟而复浮者，何也？故知辛当归庚，乙当归甲也。

---

[1]在：原作“有”，据医统本改。

三 十 四 难

三十四难曰：五藏各有声、色、臭、味、液[1]，可[2]晓知以不？

然，《十变》言，肝色青，其臭臊，其味酸，其声呼，其液泣。心色赤，其臭焦，其味苦，其声言，其液汗。脾色黄，其臭香，其味甘，其声歌，其液涎。肺色白，其臭腥，其味辛，其声哭，其液涕。肾色黑，其臭腐，其味咸，其声呻，其液唾。是五藏声、色、臭、味、液[3]也。

五脏有七神，各何所藏那？

然，藏者，人之神气所舍藏也。故肝藏魂，肺藏魄[4]，心藏神，脾藏意与智，肾藏精与志也。

三 十 五 难

三十五难曰：五藏各有所府，皆相近，而心肺独去大肠、小肠远者，何谓也？

然[5]，经言心荣肺卫，通行阳气，故居在[6]上。大肠、小肠传阴气而下，故居在下，所以相去而远也。

又诸府者，皆阳也，清净之处。今大肠、小肠、胃与膀胱皆受不净，其意何也？

然，诸府者，谓是非也。经言小肠者，受盛之府也；大肠者，传泻行道之府也；胆者，清净之府也；胃者，水谷之府也；

---

[1]液：原本及医统本均无，疑脱，据下文文义补。

[2]可：医统本此前有“皆”字。

[3]液：原本及医统本均无，据上文文义补。

[4]魄：原作“魂”，据医统本改。

[5]然：原无，据医统本补。

[6]在：原作“有”，据医统本改。

膀胱者，津液之府也。一府犹无两名，故知非也。小肠者，心之府；大肠者，肺之府；胃者，脾之府；胆者，肝之府；膀胱者，肾之府。

小肠谓赤肠，大肠谓白肠，胆者谓青肠，胃者谓黄肠，膀胱者谓黑肠，下焦[1]所治也。

三十六难

三十六难曰：藏各有一耳，肾独有两者，何也？

然，肾两者，非皆肾也。其左者为肾，右者为命门。命门者，诸神精之所舍，原气之所系也，男子以藏精，女子以系胞。故知肾有一也。

三十七难

三十七难曰：五藏之气，于何发起？通于何许？可晓以不？

然，五藏者，当上关于九[2]窍也。故肺气通于鼻，鼻和则知香臭矣；肝气通于目，目和则知黑白矣；脾气通于口，口和则知谷味矣；心气通于舌，舌和则知五味矣；肾气通于耳，耳和则知五音矣。

五藏不和，则七窍不通。六腑不和，则留结为痈。

邪在六府，则阳脉不和；阳脉不和，则气留之；气留之，则阳脉盛矣。邪在五府，则阴脉不和，阴脉不和；则血留之；血留之，则阴脉盛矣。阴气太盛，则阳气不得相营也，故曰关[3]；

[1]下焦：医统本作“下焦之”。

[2]九：人卫本作“七”，可参。

[3]关：原本及医统本均作“格”，据人卫本改。

阳气太盛，则阴气不得相营也，故曰格[1]。阴阳俱盛，不得相营也，故曰关格。关格者，不得尽其命而死矣。

经言气独行于五藏，不营于六府者，何也?

然，气[2]之所行也，如水之流，不得息也。故阴脉营于五藏，阳脉营于六府，如环之[3]无端，莫知其纪，终而复始，其不复溢。人气内温于藏府，外濡于腠理。

三十八难

三十八难曰：藏唯有五，府独有六者，何也?

然，所以府有六者，谓三焦也。有原气之别焉，主持诸气，有名而无形，其经属手少阳，此外府也，故言府有六焉。

三十九难

三十九难曰：经言府有五，藏有六者，何也?

然：六府者，正有五府也。五藏亦有六藏者，谓肾有两藏也。其左为肾，右为命门。命门者，谓精神之所舍也，男子以藏精，女子以系胞，其气与肾通，故言藏有六也。

府有五者，何也?

然，五藏各一府，三焦亦是一府，然不属于五藏，故言府有五焉。

四十难

四十难曰：经言肝主色，心主臭，脾主味，肺主声，肾主

[1]格：原本及医统本均作“关”，据人卫本改。

[2]气：气之前，医统本有“夫”字。

[3]之：医统本无“之”字。

液。鼻者，肺之候，而反知香臭；耳者，肾之候，而反闻声，其意何也？

然：肺者，西方金也。金生于巳，巳者南方火。火者心，心主臭，故令鼻知香臭。肾者，北方水也。水生于申，申者西方金。金者肺，肺主声，故令耳闻声。

四十一难

四十一难曰：肝独有两叶，以何应也？

然，肝者东方木也，木者春也。万物始生，其尚幼小，意无所亲，去太阴尚近，离太阳不远，犹有两心，故有两叶，亦应木叶也。

四十二难

四十二难曰：人肠胃长短，受水谷多少，各几何？

然，胃大一尺五寸，径五寸，长二尺六寸，横屈受水谷三斗五升，其中常留谷二斗，水一斗五升。小肠大二寸半，径八分分之少半，长三丈二尺，受谷二斗四升，水六升三[1]合合之大半。回肠大四寸，径一寸半，长二丈一尺，受谷一斗，水七升半。广肠大八寸，径二寸半，长二尺八寸，受谷九升三合八分合之一。故肠胃凡长五丈八尺四寸，合受水谷，八斗七升六合八分合之一，此肠胃长短，受水谷之数也。

肝重四[2]斤四两，左三叶，右四叶，凡七叶，主藏魂。心重十二两，中有七孔三毛，盛精汁三合，主藏神。脾重二斤三两，

---

[1]三：原本无“三”，据医统本补。

[2]四：医统本作“二”。

扁广三寸，长五寸，有散膏半斤，主裹血，温五藏，主藏意。肺重三斤[1]三两，六叶两耳，凡八叶，主藏魄。肾有两枚，重一斤一两，主藏志。

胆在肝之短叶间，重三两三铢，盛精汁三合。胃重二斤二两，纡曲屈伸，长二尺六寸，大一尺五寸，径五寸，盛谷二斗，水一斗五升。小肠重二斤十四两，长三丈二尺，广二寸半，径八分分之少半，左回叠积十六曲，盛谷二斗四升，水六升三合合之大半。大肠重二斤十二两，长二丈一尺，广四寸，径一寸，当脐右回十六曲，盛谷一斗，水七升半。膀胱重九两二铢，纵广九寸，盛溺九升九合。

口广二寸半，唇至齿长九分，齿以后至会厌深三寸半，大容五合。舌重十二两，长七寸，广二寸半。咽门重十二两，广二寸半，至胃长一尺六寸。喉咙重十两，广二寸，长一尺二寸，九节。肛门重十二两，大八寸，径二寸大半，长二尺八寸，受谷九升三合八分合之一。

四十三难

四十三难曰：人不食饮，七日而死者，何也？

然，人胃中常[2]有留谷二斗，水一斗五升。故平人日再至圊，行二升半，日中五升。七日，五七三斗五升，而水谷尽矣。故平人不食饮七日而死者，水谷津液俱尽，即死矣。

---

[1]斤：原作“两”，据医统本改。

[2]常：医统本作“当”。

四十四难

四十四难曰：七冲门何在？

然，唇为飞门，齿为户门，会厌为吸门，胃为贲门，太仓下口为幽门，大肠小肠会为阑门，下极为魄门，故曰七冲门也。

四十五难

四十五难曰：经言八会者，何也？

然，府会大仓，藏会季胁，筋会阳陵泉，髓会绝骨，血会鬲俞，骨会大抒，脉会[1]太渊，气会三焦（外一筋直两乳内也）。热病在内者，取其会之气穴也。

四十六难

四十六难曰：老人卧而不寐，少壮寐而不寤者，何也？

然，经言少壮者，血气盛，肌肉滑，气道通，荣卫之行不失于常，故昼日精，夜不寤。老人血气衰，气[2]肉不滑，荣卫之道涩，故昼日不能精，夜不得寐也。故知老人不得寐也。

四十七难

四十七难曰：人面独能耐寒者，何也？

然，人头者，诸阳之会也。诸阴脉皆至颈、胸中而还，独诸阳脉皆上至头耳，故令面耐寒也。

---

[1]会：原本无，据医统本补。

[2]气：原作“肌”，据医统本改。

四十八难

四十八难曰：人有三虚三实，何谓也？

然，有脉之虚实，有病之虚实，有诊之虚实也。脉之虚实者，濡者为虚，紧牢者为实。病之虚实者，出者为虚，入[1]者为实；言者为虚，不言者为实；缓者为虚，急者为实。诊之虚实者，濡者为虚，牢者为实。痒者为虚，痛者为实；外痛内快，为外实内虚；内痛外快，为内实外虚。故曰虚实也。

四十九难

四十九难曰：有正经自病，有五邪所伤，何以别之？

然，经言：忧愁思虑则伤心，形寒饮冷则伤肺，恚怒气逆上而不下则伤肝，饮食劳倦则伤脾，久坐湿地，强力入水则伤肾。是正经之自病也。

何谓五邪？

然有中风，有伤暑，有饮食劳倦，有伤寒，有中湿，此之谓五邪。

假令心病，何以知中风得之？

然，其色当赤。何以言之？肝主色。自入为青，入心为赤，入脾为黄，入肺为白，入肾为黑。肝为心邪，故知当赤色也。其病身热，胁下满痛，其脉浮大而弦。

何以知伤暑得之？

然，当恶臭。何以言之？心主臭。自入为焦臭，入脾为香臭，入肝为臊臭，入肾为腐臭，入肺为腥臭。故知心病伤暑得

---

[1]入：原本此前有“实”字，据医统本删。

之，当恶臭。其病身热而烦，心痛，其脉浮大而散。

何以知饮食劳倦得之？

然，当喜苦味也。虚为不欲食，实为欲食。何以言之？脾主味。入肝为酸，入心为苦，入肺为辛，入肾为咸，自入为甘。故知脾邪入心为喜苦味也。其病身热而体重，嗜卧，四肢不收，其脉浮大而缓。

何以知伤寒得之？

然，当谵言妄语。何以言之？肺主声。入肝为呼，入心为言，入脾为歌，入肾为呻，自入为哭。故知肺邪入心为谵言妄语也。其病身热，洒洒恶寒，甚则喘咳，其脉浮大而涩。

何以知中湿得之？

然，当喜汗出不可止。何以言之？肾主湿。入肝为泣，入心为汗，入脾为涎[1]，入肺为涕，自入为唾。故知肾邪入心为汗出不可止也。其病身热而小腹痛，足胫寒而逆，其脉沉濡而大。

此五邪之法也。

五 十 难

五十难曰：病有虚邪，有实邪，有贼邪，有微邪，有正邪，何以别之？

然，从后来者为虚邪，从前来者为实邪，从所不胜来者为贼邪，从所胜来者为微邪，自病者为正邪。何以言之？假令心病，中风得之为虚邪，伤暑得之为正邪，饮食劳倦得之为实邪，伤寒得之为微邪，中湿得之为贼邪。

---

[1]涎：原作“液”，据医统本改。

五十一难

五十一难曰：病有欲得温者，有欲得寒者，有欲得见人者，有不欲得见人者，而各不同，病在何藏府也？

然，病欲得寒，而欲见人者，病在府也；病欲得温，而不欲见人者，病在藏也。何以言之？府者阳也，阳病欲得寒，又欲见人；藏者阴也，阴病欲得温，又欲闭户独处，恶闻人声。故以别知藏府之病也。

五十二难

五十二难曰：府藏发病，根本等不？

然：不等也。

其不等奈何？

然：藏病者，止而不移，其病不离其处：府病者，仿佛贲响，上下行流，居处无常。故以此知藏府根本不同也。

五十三难

五十三难曰：经言七传者死，间脏者生，何谓也？

然，七传者，传其所胜也；间藏者，传其子也。何以言之？假令心病传肺，肺传肝，肝传脾，脾传肾，肾传心，一藏不再伤，故言七传者死也。间藏者，传其所生也。假令心病传脾，脾传肺，肺传肾，肾传肝，肝传心，是母子相传，竟而复始，如环无端，故言生也。

五十四难

五十四难曰：藏病难治，府病易治，何谓也？

然，藏病所以难治者，传其所胜也；府病易治者，传其子也。与七传、间藏同法也。

五十五难

五十五难曰：病有积有聚，何以别之？

然，积者，阴气也；聚者，阳气也。故阴沉而伏，阳浮而动。气之所积名曰积，气之所聚名曰聚。故积者，五藏所生；聚者，六府所成也，积者阴气也，其始发有常处，其痛不离其部，上下有所终始，左右有所穷处。聚者阳气也，其始发无根本，上下无所留止，其痛无常处，谓之聚。故以是别知积聚也。

五十六难

五十六难曰：五藏之积，各有名乎？以何月何日得之？

然，肝之积名曰肥气，在左胁下，如覆杯，有头足。久不愈，令人发咳逆、痻[1]疟，连岁不已。以季夏戊己日得之。何以言之？肺病传于肝，肝当传脾，脾季夏适王，王者不受邪，肝复欲还肺，肺不肯受，故留结为积，故知肥气以季夏戊己日得之。

心之积名曰伏梁，起脐上，大如臂，上至心下。久不愈，令人病烦心。以秋庚辛日得之。何以言之？肾病传心，心当传肺，肺以秋适王，王者不受邪，心复欲还肾，肾不肯受，故留结为积，故知伏梁以秋庚辛日得之。

脾之积名曰痞气，在胃脘，覆大如盘。久不愈，令人四肢不收，发黄疸[2]，饮食不为肌肤。以冬壬癸日得之。何以言之？肝

[1]痻：原作“痟”，据医统本改。
[2]疸：原作“疽”，据医统本改。

病传脾，脾当传肾，肾以冬适王，王者不受邪，脾复欲还肝，肝不肯受，故留结为积，故知痞气以冬壬癸日得之。

肺之积名曰息贲，在右胁下，覆大如杯。久不已，令人洒淅寒热，喘咳，发肺壅。以春甲乙日得之。何以言之？心病传肺，肺当传肝，肝以春适王，王者不受邪，肺复欲还心，心不肯受，故留结为积。故知息贲以春甲乙日得之。

肾之积名曰贲豚，发于少腹，上至心下，若豚状，或上或下无时。久不已，令人喘逆，骨痿，少气。以夏丙丁日得之。何以言之？脾病传肾，肾当传心，心以夏适王，王者不受邪，肾复欲还脾，脾不肯受，故留结为积，故知贲豚以夏丙丁日得之。

此五积之要法也。

五十七难

五十七难曰：泄凡有几，皆有名不？

然，泄凡有五，其名不同。有胃泄，有脾泄，有大肠泄，有小肠泄，有大瘕泄，名曰后重。

胃泄者，饮食不化，色黄。

脾泄者，腹胀满，泄注，食即呕吐逆。

大肠泄者，食已窘迫，大便色白，肠鸣切痛。

小肠泄者，溲而便脓血，少腹痛。

大瘕泄者，里急后重，数至圊而不能便，茎中痛。

此五泄之法也。

五十八难

五十八难曰：伤寒有几？其脉有变不？

然，伤寒有五：有中风，有伤寒，有湿温，有热病，有温病，其所苦各不同。

中风之脉，阳浮而滑，阴濡而弱。湿温之脉，阳濡[1]而弱，阴小而急。伤寒之脉，阴阳俱盛而紧涩。热病之脉，阴阳俱浮。浮之滑，沉之散涩。温病之脉，行在诸经，不知何经之动也，各随其经所在而取之。

伤寒有汗出而愈，下之而死者；有汗出而死，下之而愈者。何也？

然：阳虚阴盛，汗出而愈，下之即死；阳盛阴虚，汗出而死，下之而愈。

寒热之病，候之如何也？

然：皮寒热者，皮不可近席，毛发焦，鼻槁，不得汗。肌寒热者，皮肤痛，唇舌槁，无汗。骨寒热者，病无所安，汗注不休，齿本槁痛。

五十九难

五十九难曰：狂癫之病，何以别之？

然：狂疾之始发，少卧而不饥，自高贤也，自辨智也，自贵倨也。妄笑，好歌乐，妄行不休是也。

癫疾始发，意不乐，直视僵仆。其脉三部阴阳俱盛是也。

六十难

六十难曰：头心之病，有厥痛，有真痛，何谓也？

然，手三阳之脉受风寒，伏留而不去者，则名厥头痛；入连在脑者，名真头痛。其五藏气相干，名厥心痛；其痛甚，但在心，手

[1]濡：医统本作“浮”。

足青者，即名真心痛。其真心痛者，旦发夕死，夕发旦死。

六十一难

六十一难曰：经言望而知之谓之神，闻而知之谓之圣，问而知之谓之工，切脉而知之谓之巧。何谓也？

然，望而知之者，望见其五色，以知其病。闻而知之者，闻其五音，以别其病。问而知之者，闻[1]其所欲五味，以知其病所起所在也。切脉而知之者，诊其寸口，视其虚实，以知其病，病在何藏府也。经言以外知之曰圣，以内知之曰神，此之谓也。

六十二难

六十二难曰：藏井荥有五，府独有六者，何谓也？

然，府者阳也，三焦行于诸阳，故置一俞名曰原。府有六者，亦与三焦共一气也。

六十三难

六十三难曰：《十变》言，五藏六府荥合，皆以井为始者，何也？

然，井者东方春也。万物之始生，诸蚑行喘息，蜎飞蠕动，当生之物，莫不以春生。故岁数始于春，日数始于甲，故以井为始也。

六十四难

六十四难曰：《十变》又言，阴井木，阳井金；阴荥火，阳

[1]闻：原作“问”，据医统本改。

荥水；阴俞土，阳俞木；阴经金，阳经火；阴合水，阳合土。阴阳皆不同，其意何也?

然：是刚柔之事也。阴井乙木，阳井庚金，阳井庚，庚者乙之刚也；阴井乙，乙者庚之柔也。乙为木，故言阴井木也；庚为金，故言阳井金也。余皆仿此。

六 十 五 难

六十五难曰：经言所出为井，所入为合，其法奈何?

然，所出为井，井者东方春也，万物之始生，故言所出为井也。所入为合，合者北方冬也，阳气入藏，故言所入为合也。

六 十 六 难

六十六难曰：经言肺之原出于太渊，心之原出于太陵，肝之原出于太冲，脾之原出于太白，肾之原出于太溪，少阴之原出于兑骨，胆之原出于丘墟，胃之原出于冲阳，三焦之原出于阳池，膀胱之原出于京骨，大肠之原出于合谷，小肠之原出于腕骨。十二经皆以俞为原者，何也?

然，五藏俞者，三焦之所行，气之所留止也。

三焦所行之俞为原者，何也?

然，脐下肾间动气者，人之生命也，十二经之根本也，故名曰原。三焦者，原气之别使也，主通行三气，经历于五藏六府。原者，三焦之尊号也，故所止辄为原。五藏六府之有病者，取其原也。

六十七难

六十七难曰：五藏募皆在[1]阴，而俞在阳者，何谓也？

然，阴病行阳，阳病行阴，故令募在阴，俞在阳。

六十八难

六十八难曰：五藏六府各[2]有井、荥、俞、经、合，皆何所主？

然：经言所出为井，所流为荥，所注为俞，所行为经，所入为合。井主心下满，荥主身热，俞主体重节痛，经主喘咳寒热，合主逆气而泄。此五藏六府其井、荥、俞、经、合所主病也。

六十九难

六十九难曰：经言虚者补之，实者泻之，不实不虚，以经取之。何谓也？

然，虚者补其母，实者泻其子，当先补之，然后泻之。不实不虚，以经取之者，是正经自生病，不中他邪也。当自取其经，故言以经取之。

七十难

七十难曰：经言春夏刺浅，秋冬刺深者，何谓也？

然，春夏者，阳气在上，人气亦在上，故当浅取之。秋冬者，阳气在下，人气亦在下，故当深取之。

---

[1]在：原作“左”，据医统本改。

[2]各：医统本作“皆”。

春夏各致一阴，秋冬各致一阳者，何谓也？

然，春夏温，必致一阴者，初下针，沉之至肾肝之部，得气，引持之阴也。秋冬寒，必致一阳者，初内针，浅而浮之，至心肺之部，得气，推内之阳也，是谓春夏必致一阴，秋冬必致一阳。

七十一难

七十一难曰：经言刺荣无伤卫，刺卫无伤荣，何谓也？

然，针阳者，卧针而刺之。刺阴者，先以左手摄按所针荥俞之处，气散乃内针。是谓刺荣无伤卫，刺卫无伤荣也。

七十二难

七十二难曰：经言能知迎随之气，可令调之。调气之方，必在阴阳。何谓也？

然，所谓迎随者，知荣卫之流行，经脉之往来也，随其逆顺而取之，故曰迎随。调气之方，必在阴阳者，知其内外表里，随其阴阳而调之，故曰调气之方，必在阴阳。

七十三难

七十三难曰：诸井者，肌肉浅薄，气少，不足使也，刺之奈何？

然，诸井者，木也；荥者，火也，火者木之子。当刺井者，以荥泻之。故经言补者不可以为泻，泻者不可以为补，此之谓也。

七十四难

七十四难曰：经言春刺井，夏刺荥，季夏刺俞，秋刺经，冬刺合者，何谓也?

然，春刺井者，邪在肝；夏刺荥者，邪在心；季夏刺俞者，邪在脾；秋刺经者，邪在肺；冬刺合者，邪在肾。

其肝、心、脾、肺、肾，而系于春、夏、秋、冬者，何也?

然，五藏一病辄有五也[1]，假令肝病，色青者肝也，臊臭者肝也，喜酸者肝也，喜呼者肝也，喜泣者肝也。其病众多，不可尽言也。四时有数，而并系于春、夏、秋、冬者也。针之要妙，在于秋毫者也。

七十五难

七十五难曰：经言东方实，西方虚，泻南方，补北方，何谓也?

然：金木水火土，当更相平。东方木也，西方金也。木欲实，金当平之；火欲实，水当平之；土欲实，木当平之；金欲实，火当平之；水欲实，土当平之。东方肝也，则知肝实；西方肺也，则知肺虚。泻南方火，补北方水。南方火，火者木之子也；北方水，水者木之母也，水胜火。子能令母实，母能令子虚，故泻火补水，欲令金不得平木也。经曰不能治其虚，何问其余，此之谓也。

七十六难

七十六难曰：何谓补泻?当补之时，何所取气?当泻之时，何所置气?

然，当补之时，从卫取气；当泻之时，从荣置气。其阳气不

[1]也：医统本作“色”，可参考。

足，阴气有余，当先补其阳，而后泻其阴。阴气不足，阳气有余，当先补其阴，而后泻其阳。荣卫通行，此其要也。

七 十 七 难

七十七难曰：经言上工治未病，中工治已病者，何谓也？

然，所谓治未病者，见肝之病，则知肝当传之与脾，故先实其脾气，无令得受肝之邪，故曰治未病焉。中工治已病者，见肝之病，不晓相传，但一心治肝，故曰治已病也。

七 十 八 难

七十八难曰：针有补泻，何谓也？

然，补泻之法，非必呼吸出内针也。然[1]知为针者，信其左；不知为针者，信其右。当刺之时，必先以左手厌按所针荥俞之处，弹而努之，爪而下之，其气之来，如动脉之状，顺针而刺之，得气，因推而内之，是谓补；动而伸之，是谓泻。不得气，乃与男外女内。不得气，是谓十死不治也。

七 十 九 难

七十九难曰：经言迎而夺之，安得无虚？随而济之，安得无实？虚之与实，若得若失；实之与虚，若有若无，何谓也？

然，迎而夺之者，泻其子也；随而济之者，补其母[2]也。假令心病，泻手心主俞，是谓迎而夺之者也；补手心主井，是谓随

[1]然：医统本无此字。

[2]母：原作"毋"，据医统本改。

而济之者也。所谓实之与虚者，牢濡之意也。气来实者为得，濡虚者为失，故曰若得若失也。

八十难

八十难曰：经言有见如入，有见如出者，何谓也？

然，所谓有见如入者，谓左手见气来至乃内针，针入，见气尽乃出针，是谓有见如入，有见如出也。

八十一难

八十一难曰：经言无实实虚虚，损不足而益有余，是寸口脉耶？将病自有虚实耶？其损益奈何？

然，是病，非谓寸口脉也，谓病自有实虚也。假令肝实而肺虚，肝者木也，肺者金也，金木当更相平，当知金平木。假令肺实而肝虚微少气，用针不补[1]其肝，而反重实其肺，故曰实实虚虚，损不足而益有余。此者，中工之所害也。

[1]补：原作“泻”，据医统本改。